AF321064

ŒUVRE

DE LA

PROPAGANDE HOMŒOPATHIQUE.

LES MEMBRES DIRECTEURS

DE L'INSTITUT HOMŒOPATHIQUE DU BRÉSIL

A LEURS CONFRÈRES

LES MÉDECINS DE L'ANCIEN CONTINENT,

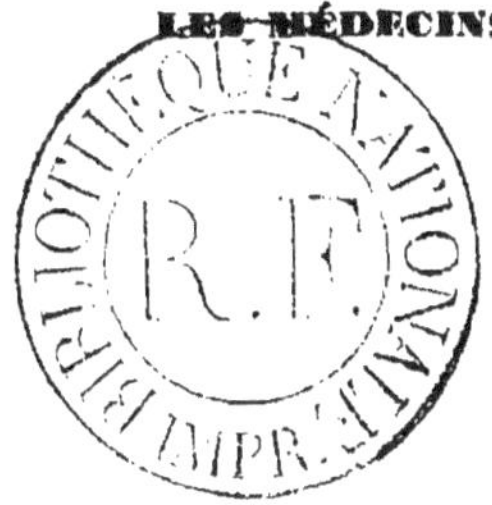

Caridade sem limites,
Sciencia sem privilegios.
(Dr MELLO-MORAES.)

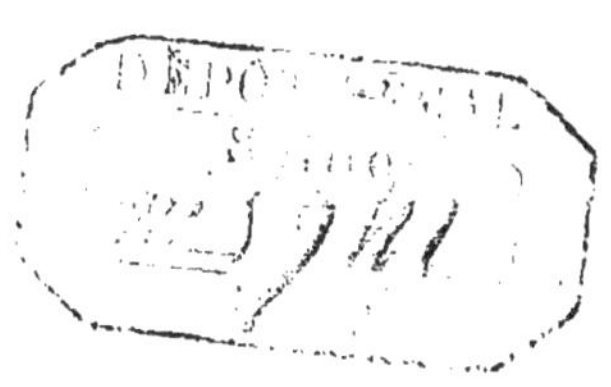

PARIS,

IMPRIMERIE DE POUSSIELGUE, MASSON ET Cᵢₑ,

Rue Croix-des-Petits-Champs, 29.

1852.

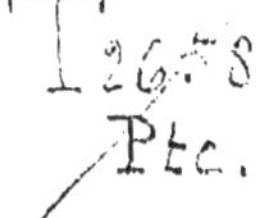

ŒUVRE

DE

LA PROPAGANDE HOMŒOPATHIQUE.

LES MEMBRES DIRECTEURS

DE L'INSTITUT HOMŒOPATHIQUE DU BRÉSIL,

A LEURS CONFRÈRES

LES MÉDECINS DE L'ANCIEN CONTINENT.

Caridade sem limites,
Sciencia sem privilegios.

(Dr MELLO-MORAES.)

CHERS ET HONORÉS CONFRÈRES,

Nous avons envoyé en Europe notre collègue Joao Vicente Martins, secrétaire perpétuel de notre institut, avec mission de nous rendre compte de l'état de l'homœopathie sur l'ancien continent. Il vient de nous envoyer le résultat de ses observations, dont nous allons vous faire part.

Tout en rendant pleine justice au savoir des médecins du vieux monde, nous devons dire que trois choses l'ont frappé :

Premièrement, l'abandon dans lequel on laisse à peu près partout l'expérimentation pure, comme si, en fait de thérapeutique, la matière médicale créée par Hahnemann était le dernier mot de la science;

En second lieu, l'oubli dans lequel on laisse des médicaments d'une grande énergie, que l'école du Brésil a recueillis et sur lesquels elle désire de nouveau fixer votre attention;

Enfin, le peu de zèle que l'on met à propager l'homœopathie en faveur des classes pauvres.

L'homœopathie fut apportée au Brésil en 1840 par Mure, propagateur infatigable, qui, aujourd'hui, parcourt en apôtre la Nubie et l'Abyssinie, d'où il nous expédie des médicaments d'une grande valeur. Quand il fonda l'école du Brésil, il n'avait à sa disposition que les médicaments expérimentés par Hahnemann. Nous obtînmes avec ces substances des cures remarquables, comme vous le faites en Europe.

Cependant, et le plus simple bon sens le disait, il était évident pour nous que le maître n'avait point fermé derrière lui la porte de l'exploration, et que, au contraire, tâchant de l'imiter et dans le choix qu'il avait fait des matières à expérimenter, et dans son écart absolu des vieux sentiers thérapeutiques, nous devions marcher comme lui dans des voies nouvelles, au lieu de nous reposer, comme s'il ne restait plus rien à faire après lui.

Et d'ailleurs notre position était tout exceptionnelle. Nous habitons un pays où la vie, dans les plantes comme chez les animaux, présente un développement luxuriant qui donne à beaucoup de substances végétales et animales des propriétés énergiques, souvent très spéciales. Le soleil, dont les rayons tombent perpendiculairement sur nos forêts, développe dans la sève des végétaux des matières toxiques qui, entre nos mains, sont des médicaments précieux, souvent de vrais spécifiques. Nos reptiles, surexcités par cette chaleur équatoriale, élaborent les venins les plus terribles, qui, dynamisés, font naître des symptômes que la matière médicale hahnemanienne ne produit pas avec une égale énergie.

Les membres de l'institut homœopathique du Brésil auraient été coupables envers l'humanité s'ils avaient négligé ces trésors d'une nature bienfaisante même dans ses créations les plus sub-versives. Notre matière médicale se compose donc non seulement de ce que vous possédez, mais encore de beaucoup de médicaments nouveaux dont quelques-uns sont de véritables polychrestes.

Aujourd'hui, grâce à notre incessante propagande, l'homœopathie règne en maîtresse sur l'Amérique du sud, de l'isthme de Panama à la Terre de Feu. Mais, croyez-le bien, si nous avons fait de si vastes conquêtes, c'est parceque nous avons mis à la disposition du public non seulement les médicaments hahnemaniens, mais encore les richesses médicales si puissantes et si variées de notre pays privilégié.

Nous venons aujourd'hui vous les offrir, et à cet effet nous créons au centre de Paris une PHARMACIE BRÉSILIENNE ET FRANÇAISE. Elle sera successivement enrichie des médicaments dont nous aurons éprouvé l'efficacité, ou que l'expérience traditionnelle des naturels de l'Amérique aura signalés à notre attention.

Car, sachez le bien, les sauvages qui habitent nos forêts vierges, guidés par l'instinct, cet obscur précurseur de la science, ont une matière médicale complète, expérimentée par une longue succession de générations. Elle a déjà donné au monde civilisé le quinquina, l'ipécacuanha, la salsepareille, substances dont vous connaissez les précieuses propriétés. Mais, croyez-le bien, la matière médicale brésilienne n'en est qu'au début pour les dons qu'elle fera au vieux monde, et peut-être n'a-t-elle pas encore livré ses substances les plus actives. Toutes seront successivement mises à votre disposition ; vous jugerez vous-mêmes, et, en hommes sérieux, vous n'admettrez que ce que vous aurez expérimenté.

Notre pharmacie est placée rue Richelieu, 35 ; elle s'appuie contre la fontaine sur laquelle est assis Molière, votre grand satirique : peut-être sommes-nous logés dans la maison qu'il habita. Nous avons frappé à la porte de celui qui, deux siècles avant le grand Hahnemann, avait si vertement flagellé l'allopathie, ce vampire qui se nourrit du sang des malades inutilement versé, et qui a plus tué d'hommes que le glaive et la mitraille depuis leur lugubre invention.

Quant au peu d'activité de la propagande homœopathique en faveur des classes pauvres, nous vous avouons, chers et honorés confrères, que nous avons été aussi étonnés qu'affligés de cet état de choses. Nous pensions rencontrer en Europe des cœurs plus passionnés, des volontés plus fortes, des mains plus charitables. Vous possédez pour la propagande des moyens bien plus prompts et plus efficaces que les nôtres ; et cependant combien vous êtes en arrière en comparaison de ce qui a été fait dans la jeune Amérique !...

Pour vous engager à entrer dans la voie que nous parcourons avec tant de succès, permettez-nous de vous donner quelques détails sur la manière dont nous opérons.

Nous avons pris pour devise :

> Charité sans limites ;
> Science sans priviléges.

Science sans priviléges..... Cela veut dire que, obéissant sans restriction à la loi chrétienne, nous enseignons à tous l'homœopathie, sans nous inquiéter si nos auditeurs ont été ou non gradués dans quelque faculté. Nous avons toujours à l'esprit ces paroles du Christ à ses apôtres : *Allez, montez sur les toits, annoncez à tous l'Evangile, c'est à dire la bonne nouvelle !* Est-ce que l'homœopathie, qui défend à l'homme de verser le sang de son frère malade, qui met fin à ces empoisonnements à haute dose, à ces diètes prolongées dont la conséquence est l'épuisement des forces et l'abréviation de la vie, est-ce que, disons-nous, l'homœopathie n'est pas aussi une bonne nouvelle que nous avons mission d'annoncer aux hommes ! Est-ce qu'Hahnemann n'est pas aussi, lui, un des rédempteurs de l'humanité? Est-ce que, par conséquent, nous ne devons pas enseigner à tous et non à quelques-uns ?

Bien que l'empire du Brésil soit grand comme la Russie, et que toute l'Amérique du sud dépasse de beaucoup l'Europe en étendue, il nous a suffi de quelques années pour les conquérir à l'homœopathie. Pour atteindre ce but, nous avons abandonné le rôle passif que vous avez adopté sur le vieux continent, et nous avons été frapper à la porte de qui ne nous attendait pas et ne nous connaissait pas.

Le clergé catholique forme chez nous une corporation puissante qui étend son vaste réseau sur toute l'Amérique du sud. Nous envoyâmes à tous les membres du clergé brésilien une circulaire par laquelle nous les informions que nous tenions à leur disposition des médicaments homœopathiques et des livres élémentaires, leur indiquant la manière de s'en servir, le tout gratuitement, à la seule condition *qu'ils traiteraient gratuitement ceux de leurs paroissiens que les médecins ne voudraient pas soigner homœopathiquement.*

Beaucoup de prêtres restèrent sourds, mais quelques-uns répondirent à notre appel. Nous leur envoyâmes livres et médicaments, et ils obtinrent des guérisons. Le bruit de ces succès se répandit rapidement. Ceux des ecclésiastiques qui n'avaient pas fait attention à notre offre se ravisèrent, se mirent au courant de la méthode homœopatique, et la propagèrent chacun dans le rayon de son action.

En même temps que nous agissions sur le clergé, un grand nombre de riches planteurs, possesseurs d'esclaves, se mettaient en rapport avec nous pour apprendre à soigner leurs travailleurs. Ils s'en trouvèrent bien, car la mortalité ne tarda pas à diminuer d'une manière sensible, ce qui fut pour eux d'un immense avantage.

Tels sont, chers et honorables confrères, les résultats que nous avons obtenus, parceque nous avons obéi au commandement qui dit :

Tu aimeras ton prochain comme toi-même, et que ce commandement veut la charité active, la charité militante, qui rentre par la fenêtre quand on la chasse par la porte.

L'Europe possède les sœurs de charité, les curés de village, les instituteurs primaires et beaucoup d'autres lettrés, tous pleins de bonne volonté, sur lesquels vous pouvez agir si vous le voulez. Inspirez-vous donc du véritable esprit de charité, et demain le vieux monde est à vous, malgré l'opposition, les calomnies, la résistance désespérée de l'allopathie, qui est aujourd'hui tenue en suspicion, et qui, si vous le voulez fermement, entendra bientôt sonner le glas de son agonie.

Comme, en fait d'œuvres charitables, il ne peut exister entre les hommes qu'une noble émulation, nous nous faisons un vrai bonheur de vous annoncer que, anticipant sur vos domaines, nous avons déjà commencé la propagande homœopathique en Portugal, et que, dans deux ans, nous attaquerons méthodiquement l'Espagne.

La création de notre PHARMACIE BRÉSILIENNE ET FRANÇAISE, rue de Richelieu, 35, est déjà un premier acte de propagande en France.

Nous l'avons dotée de manière à assurer son existence, et nous appelons sur elle votre concours et votre bienveillance, afin que, lorsqu'elle se soutiendra par elle-même, nous puissions, avec les capitaux qui lui sont affectés aujourd'hui, créer sur un autre point de l'Europe une pharmacie semblable.

Notre intention est, en effet, de fonder successivement dans les grandes capitales du monde civilisé des pharmacies homœopathiques, dans lesquelles nous concentrerons toutes les ressources que la nature a, d'une main bienveillante, répandues sur la surface de la terre.

Nous terminerons cette première communication, en vous donnant des renseignements succincts sur quelques-uns des médicaments brésiliens que possède notre pharmacie.

NOTICE ABRÉGÉE
sur quelques médicaments brésiliens.

Assacù (le suc épaissi). — Médicament puissant, employé d'abord empiriquement et avec succès contre l'éléphantiasis ; l'assacù a une action très prononcée sur la peau, et rend de grands services dans les affections cutanées. Mais cette substance se recommande surtout par l'action qu'elle exerce sur la moëlle épinière, en y occasionnant de fortes congestions. L'assacù rend de grands services dans les affections rhumatismales avec tendance à la paralysie des membres inférieurs.

Alfavaca (les feuilles). — Ce médicament est précieux dans les affections des voies urinaires, lorsqu'il y a de la gravelle ou des calculs rénaux. Plusieurs guérisons obtenues nous donnent le droit de le recommander à nos confrères.

Bertalha (la plante entière). — Elle améliore, et souvent guérit radicalement les affections rhumatismales.

Baratta américana. — Dans certains cas de jaunisse, elle est préférable au mercure quand les malades ont fait un trop long usage de ce médicament. On l'emploie avec succès dans la jaunisse qui suit certains cas de fièvre jaune.

Carrapicho (la plante entière). — Cette plante, qui mérite d'être étudiée de nouveau, a une action très prononcée sur les voies urinaires, sur l'utérus et sur les parties génitales.

Caferana (la plante entière). — Précieuse dans le traitement des fièvres intermittentes les plus rebelles, surtout lorsque l'apyréxie devient irrégulière.

Caroba (la fleur). — C'est un des plus précieux médicaments de la pathogénésie brésilienne.

Le caroba est employé avec un grand avantage dans le traitement de toutes les maladies syphilitiques secondaires. Il est le spécifique contre les bobas, éruption des plus graves, des plus opiniâtres, très commune au Brésil.

Cobra cascavel (le venin). — Le venin de ce serpent redoutable est un des médicaments les plus puissants de la pathogénésie brésilienne. En plusieurs circonstances, il remplace le Lachésis, et se montre fort utile dans les fièvres typhoïdes et dans les affections morales avec prédominance de tristesse et affaiblissement des facultés intellectuelles. Il est également fort utile dans les surdités qui dépendent d'une maladie du cerveau.

Les écailles qui terminent la queue de ce serpent produisent une diaphorèse des plus abondantes, et méritent d'être expérimentées.

Cobra coral (le venin). — Le venin de ce serpent dangereux est employé avec succès contre la surdité, contre de graves maladies de poitrine, l'aliénation mentale et diverses maladies cutanées. Il présente des analogies avec le Lachésis, mais offre aussi des différences fort remarquables. Il agit plus spécialement sur le côté droit du corps.

Giquirioba, (les fleurs). — Utile dans les éruptions de petites pustules, surtout lorsqu'elles sont accompagnées d'engorgements glandulaires au cou, aux aisselles ou aux aines.

Ce médicament rend de grands services dans les cas d'inflammation des glandes mammaires.

Guano. — Nous avons expérimenté trois espèces de Guano dans différents cas d'éléphantiasis, affection malheureusement très commune au Brésil. Si le Guano n'est pas un spécifique contre cette horrible maladie, il ne la modifie pas moins d'une manière très notable. Nous préférons le Guano amorphe, c'est à dire qu'il n'a subi aucune espèce d'élaboration. Cependant nous recommandons vivement aux expérimentateurs le Guano cristallisé, que nous n'avons pas encore suffisamment étudié.

Haschich ou Pango, (plante entière). — Le pango fut apporté d'Afrique par les nègres. On peut le substituer jusqu'à un certain point à la Belladone et à l'Opium; mais il a encore besoin d'être expérimenté.

Herva trombeta. — Analogue de la Belladone et de l'Opium, elle est utile surtout dans les fortes douleurs de tête avec congestion.

Lazarina. — Ce médicament modifie l'Éléphantiasis plus profondément que le fait le Guano. Nous invitons vivement nos confrères d'Europe à l'étudier régulièrement.

Leite de mururé, (gomme résine). — Excellent antisyphilitique employé surtout dans la province du Para. Nous nous proposons de le soumettre prochainement à de nouvelles expériences pathogénétiques.

Mancenilha, (le suc). — Ce médicament, bien plus actif que Stramonium, Lachesis et Ignatia-Amara, possède des propriétés qui le rapprochent de ces trois médicaments. C'est pourquoi il rencontre son application dans les affections du système nerveux. Les médecins d'Europe tireront un grand parti de cette substance, que nous employons avec réserve à cause de l'extrême irritabilité nerveuse que la chaleur tropicale développe chez nos malades.

Mandioca vulgar. — Le suc de la racine de cette plante est un des poisons les plus connus et les plus redoutables. Cependant la racine privée de ce suc forme la base de l'alimentation des nègres du Brésil et même de beaucoup d'autres personnes.

Le suc vénéneux du Mandioca Vulgar produit sur le moral et sur les fonctions digestives des effets qui lui donnent beaucoup d'analogie avec Baryta-Carbonica. Il serait bon de rechercher quelle peut être à la longue l'influence de Mandioca Vulgar sur les populations qui en font leur nourriture habituelle. Nous désirons vivement que les médecins de l'ancien continent fassent des expériences sur ce médicament énergique.

Mastrusso (la plante entière). — Cette plante est aussi précieuse que Arnica-Montana. Elle est surtout remarquable en ce qu'elle arrête les hémorrhagies pulmonaires, même dans les cas indépendants de causes traumatiques.

Picam da Praia (la plante entière). — Elle a beaucoup d'analogie avec l'Aconitum, et elle est employée dans les mêmes cas. Mais elle est préférable quand il y a prédominance d'une grande tristesse ou de violents désirs vénériens.

Pipi (racine). — Un des plus précieux médicaments brésiliens. Cette racine ressemble au Stramonium par ses premiers symptômes, mais plus tard se rapproche beaucoup de Nux-vomica et d'Ignatia-amara. Elle développe une énergie singulière dans des cas de profonde lésion du système nerveux et musculaire, et devient de beaucoup préférable aux médicaments qu'on administre ordinairement dans ces maladies où la vie est profondément altérée.

Porco-espinho (les épines). — Les épines de cette variété de porc-épic sont employées empiriquement avec une assurance qui doit fixer l'attention des médecins homœopathes. Les expériences pures n'ont pas été assez multipliées; mais on sait déjà que ce médicament a une action très prononcée sur l'utérus, et qu'il présente de la ressemblance avec graphites.

Resina itu. — Elle a opéré comme par enchantement, trois heures au plus après son administration, la réduction de hernies étranglées qui ne pouvaient plus être réduites que par l'opération. Nous ne pouvons trop appeler l'attention de nos confrères d'Europe sur ce précieux médicament.

Sensitiva rasteira, ou **Malicia das mulheres** (la plante entière).
— Elle est employée dans différents cas d'angéioleucite et de gonflement érysipélateux des membres inférieurs. Elle a procuré la guérison complète d'orchites rebelles à toute autre médication.

Sipo Pruaia (la plante entière). — Cette plante est d'une incontestable utilité dans les affections les plus graves de l'utérus, même quand il y a lésion organique. Elle aide le travail de l'accouchement et ramène à leur rhithme ordinaire les règles interrompues par des refroidissements ou des frayeurs.

Tapixirica (les feuilles). — Ce médicament possède une action très remarquable sur les voies urinaires, et, sous plusieurs rapports, agit comme Phosphori acidum.

Timbo (la racine fraîche). — Cette plante est employée à tort et à travers par les allopathes, imitant servilement les sauvages qui l'ont fait connaître. Il appartenait à l'homœopathie de l'expérimenter sur l'homme sain pour arriver à la connaissance de ses propriétés radicales. Le Timbo est une des substances les plus utiles dans la phthisie ; mais on doit l'administrer avec la plus grande réserve.

Trapoeiraba, (les feuilles). — Ce médicament est encore à étudier ; mais dès aujourd'hui il est employé avec un grand succès contre les anciennes gonorrhées, l'hydropisie générale avec oppression et gêne de la respiration, et contre la dysurie.

Tubercina. — De toutes les substances médicales connues jusqu'à présent, aucune ne promet d'être plus utile contre la phthisie pulmonaire. Nous avons incontestablement guéri des phthisiques du second degré et amélioré l'état d'un malheureux arrivé au troisième degré de cette redoutable affection. Tube cina nous a rendu de grands services dans des cas d'hémorrhagie pulmonaire; mais elle doit être employée avec beaucoup de réserve, à cause de l'extrême énergie de son action. Nous appelons sur ce médicament toute l'attention des médecins d'Europe, qui sont bien à court en fait de médicaments à opposer à la phthisie.

Ucuba, (le suc obtenu par l'incision de l'écorce de l'arbre)—L'Ucuba agit sur la gorge comme la Belladone; mais il a une action bien plus prononcée sur les systèmes nerveux et sanguin, de sorte qu'il produit de violentes crises nerveuses accompagnées d'une fièvre intense.

Ce médicament est encore bien plus remarquable par son action sur le tissu cellulaire des doigts de la main, ce qui en fait un véritable spécifique contre le panaris.

Veado mateiro, (la peau). — Des éruptions chroniques avec induration du tissu cellulaire sous-cutané, rebelles à l'ancienne matière médicale, n'ont pas tardé à céder à l'action de ce médicament.

Le docteur Mure nous a adressé de la Nubie deux médicaments importants.

Le premier est une terre anti-syphilitique à laquelle nous donnons le nom de BENEDICTA. Les nègres n'emploient que ce médicament contre la syphilis.

« J'ai rencontré, écrit-il dans sa lettre d'envoi, des Européens qui, ayant déjà la gorge et une partie du palais *échancrés*, ont vu se réparer les chairs rongées par la syphilis. »

Le second est le MADAR des Indiens, probablement l'Asclepias Gigantea. Ce médicament est, dans les Indes, employé contre la lèpre, et en Nubie un spécique contre les rhumatismes.

Nous vous entretiendrons plus tard de beaucoup d'autres médicaments. Nous ne le faisons pas aujourd'hui parcequ'il est besoin de multiplier sur eux les expériences qui fourniront des données thérapeutiques basées sur leur pathogénésie.

Plusieurs de ces médicaments sont très importants. Tels sont, par exemple :

Cobra giboïa, Cobra Surucùcù, Cobra duas cabecas, Cobra jararaca, serpents dont les venins ont tous plus ou moins d'analogie avec Lachésis, mais qui présentent chacun des différences caractéristiques;

Piolho de cobra, Lacraia, Sapo intanha, Baiacù, Sedinha, Trapoeiraba, Milhomens, Imbiri, Angelim, Cajù, Fedegoso, Cahinca et bien d'autres, possédant tous de précieuses propriétés.

Mais leur introduction officielle dans la matière médicale doit, ainsi que nous l'avons dit, être précédée d'expérimentations régulièrement faites.

Et pourquoi, chers et honorés confrères, ne nous aideriez vous pas dans ces expérimentations? Vous avez autour de vous

un personnel nombreux, zélé, accoutumé aux travaux scientiff-
ques, tandis que la population qui nous environne est trop
absorbée dans les opérations commerciales pour que nous puissions lui demander une partie quelconque de son temps. De là,
chez nous, un grand obstacle à des expérimentations faites
d'une manière suivie. L'extrême susceptibilité nerveuse des
habitants des pays chauds est encore un grand empêchement
à cette nature d'opérations.

A notre avis, l'expérimentation pure n'aurait jamais dû ces-
ser d'être pratiquée en Europe sur une grande échelle. On aurait ainsi fait constamment de nouvelles conquêtes dans le do-
maine si vaste de la matière médicale, et l'on aurait confirmé
ou redressé les données thérapeutiques fournies par Hahnemann.

L'école homœopathique ne doit jamais se reposer. Sa mission
est de conquérir à la matière médicale toutes les substances
minérales, végétales et animales qui agissent puissamment sur
l'homme, et le nombre en est grand. Le livre de la Nature nous
est ouvert; Hahnemann en a trouvé l'alphabet et déchiffré les
premières pages ; à ses successeurs de continuer cette lecture
sublime. En face des maladies de toutes sortes dont les spécifiques sont encore à trouver, la recherche incessante est un
devoir, comme le repos est un crime de lèse-humanité. Revêtus
du sacerdoce médical, nous avons *charge de la santé*, comme le
prêtre a *charge d'âmes*. Ayons conscience de la grandeur de
notre mission et de la grave responsabilité qui pèserait sur
nous en cas de tiédeur dans l'accomplissement de nos devoirs.

Il appartient à l'homœopathie de prouver que la Nature n'a
rien fait en vain. Les venins des serpents, les plus terribles
poisons organiques et inorganiques, toutes ces lugubres créations du monde infernal se posent face à face des maladies, et
les annihilent par voie de substitution. De ces subversions arti-
ficielles, opposées aux subversions morbides, naît l'ordre, c'est
à dire la santé. Dieu a donc créé pour un bien tous ces poisons
formidables que nous avons recueillis avec soin, et que nous
mettons à votre disposition pour le plus grand bien de l'humanité.

Chers et honorés confrères, en vous proposant d'agrandir la matière médicale, nous vous convions à une œuvre sainte, à l'extinction rapide du mal, à la conquête du bien, à la rédemption physique de l'humanité, qui est le corollaire obligé de sa rédemption morale depuis longtemps en pleine voie de réalisation.

Disciples de Hahnemann, cette œuvre est digne de vous, et c'est pourquoi nous vous appelons à la croisade qui débusquera l'allopathie de ses plus fortes positions et qui intronisera le règne bienfaisant de l'homœopathie éclairant le monde de sa radieuse splendeur.

Recevez, chers et honorés confrères, l'expression de notre sympathique amitié et de notre haute considération.

Fait en séance de la Direction, à Rio de Janeiro, le 13 juillet 1852.

Dʳ A. J. MELLO MORAES,
Presidente perpetuo.

F. ALVES DE MOURA.
2° Secretario perpetuo.

Dʳ J. HENRIQUE DE MEDEIROS,
Secretario adjunto.

L'institut homœopathique du Brésil m'avait chargé d'une triple mission : 1° d'examiner l'état de l'homœopathie en Europe et d'indiquer les moyens de la vulgariser au profit des classes pauvres ; 2° d'étudier les institutions de charité et de préparer les moyens pour la création d'institutions similaires au Brésil ; 3° de rechercher les moyens de favoriser la colonisation du Brésil en transportant dans cette riche contrée les travailleurs qui ne trouvent pas leur place en Europe.

Sur mon rapport, l'institut homœopathique du Brésil, voulant réaliser la première partie de son programme, a résolu de fonder en Europe un certain nombre de PHARMACIES ET DE DISPENSAIRES HOMŒOPATHIQUES, en commençant par Paris, cette vraie capitale du monde scientifique. Obéissant à une pensée de religieuse fraternité, la pharmacie brésilienne et française fournira gratuitement les médicaments aux malades que MM. les médecins lui signaleront comme indigents.

Je vais transporter au Brésil l'institution des crèches et des salles d'asile, et je fais partir pour les desservir un nombre suffisant de Sœurs de charité de l'ordre de Saint-Vincent-de-Paul. D'autres œuvres charitables, appartenant à la seconde partie du programme, ne tarderont pas à être fondées, et le Brésil, sur ce point, n'aura rien à envier à l'Europe.

Enfin, quand viendra le jour de faire émigrer au Brésil les travailleurs que le vieux monde ne peut plus nourrir, je solliciterai pour cette œuvre sainte le concours de mes confrères les médecins homœopathes de l'Europe. Leurs attributions les mettent en contact perpétuel avec ces hommes laborieux dont l'émigration assurera la grandeur future du Brésil.

L'œuvre grandiose que nous avons entreprise n'est donc qu'à son début. En mon nom personnel, j'appelle sur elle la bienveillante sympathie de mes confrères du vieux monde, qui sont à la fois hommes de science, de cœur et de bonne volonté.

Paris, 24 août 1852.

JOAO VICENTE MARTINS,

Secrétaire perpétuel de l'institut homœopathique du Brésil, correspondant titulaire de la Société des crèches de Paris, de la Société royale philanthropique de Bruxelles, etc.